AF250632

Contribution à l'étude de l'Histoire de la Médecine en Anjou

LES

Médecins, Chirurgiens et Apothicaires

DES PONTS-DE-CÉ

AVANT 1789

PAR

V. DAUPHIN

Extrait des *ARCHIVES MÉDICALES D'ANGERS*

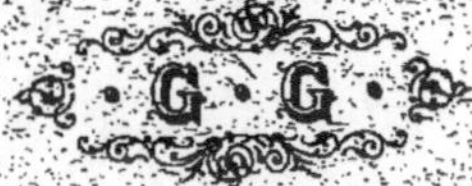

ANGERS

GERMAIN ET G. GRASSIN, IMPRIMEURS-ÉDITEURS

G. GRASSIN, SUCCESSEUR

40, rue du Cornet et rue Saint-Laud

1909

Les Médecins, Chirurgiens et Apothicaires des Ponts-de-Cé avant 1789

L'histoire de la médecine et de la pharmacie en Anjou n'est pas faite. Elle serait assurément intéressante. Mais, avant de l'écrire, que de recherches patientes sont nécessaires, que d'archives éparses sont à compulser. Et où est l'historiographe? Pour lui faciliter sa tâche, que chacun donne son appoint.

J'apporte une bien modeste contribution en ce qui concerne la commune des Ponts-de-Cé; malgré mes efforts, je la sens imparfaite. Telle qu'elle est, elle permettra à d'autres de préciser les points obscurs, de combler les lacunes inévitables.

Mais, dans ce travail de recherches parfois aride, pionnier de bonne volonté, j'ai surtout été soutenu par l'espoir que d'autres chercheurs feront pour leur commune ce que j'ai essayé de réaliser pour la mienne. Ainsi peu à peu s'élèverait, sur la base de nombreux et curieux documents, une histoire instructive des médecins, chirurgiens et apothicaires de Maine-et-Loire.

1º Docteurs en médecine et Chirurgiens

Docteurs en médecine. — Les docteurs en médecine sont peu nombreux sur cette liste. C'est qu'en effet le titre de docteur n'était conféré que par une Université et avec apparat. Aussi il n'y a nullement lieu de s'étonner qu'une petite localité comme les Ponts-de-Cé en compte si peu.

Chirurgiens. — Les chirurgiens sont aux médecins sous l'ancien régime ce que les officiers de santé ont été par rapport aux docteurs. Ils ne passent point d'examens compliqués devant une Faculté.

Suivant qu'ils se destinaient à exercer en ville ou à la campagne, les examens différaient.

Pour devenir « maître » à la ville ou « maître à grand chef-d'œuvre » l'aspirant devait faire un apprentissage de trois années chez un maître résidant en ville et demeurer chez lui. Après cette période il subissait, après avoir vu sa demande enregistrée, trois séries d'examens, à des intervalles différents, sur l'ostéologie et les maladies des os, l'anatomie et les médicaments ; s'il satisfaisait à ces épreuves, il était reçu « maître ».

Deux années seulement d'apprentissage chez un maître de ville et un seul examen étaient exigés de celui qui se destinait à exercer hors la ville. Il est vrai que, dans son acte de réception, il lui était formellement interdit d'exercer en ville, et dans les grandes opérations il lui était enjoint d'appeler un maître de ville.

Tous ces examens se passaient, comme aujourd'hui, moyennant une consignation de droits assez élevés[1].

Qu'il fut reçu maître de ville ou de campagne l'aspirant avait à Angers à prononcer le serment suivant[2] :

« Vous jurez et promettez à Dieu estre fidèle dans l'exercice de votre profession de chirurgien ;

« Vous promettez de ne donner aucun remède abortif à femme ou fille ;

« Vous promettez de ne point retarder la guérison des

---

[1] Cf. Statuts et règlements généraux pour les maistres en chirurgie des provinces du royaume donnés à Marly le 24 février 1730. — A Paris chez F. Didot, 1762. (Arch. dép. E. 4400.)

[2] Registres des conclusions de la communauté des chirurgiens d'Angers. (Arch. dép. série E 4401-2-3-4.)

plaies aux riches à intention d'un plus grand lucre et secourir les pauvres dans leurs besoins;

« Vous promettez avoir du respect et de l'estime pour les maîtres qui vous reçoivent;

« Vous promettez de ne tenir chez vous aucune personne de mauvaise vie pour en abuser;

« Vous promettez de garder le secret dans les maladies particulières qui vous sont confiées;

« Vous promettez de ne point révéler les secrets de notre communauté;

« Vous promettez conserver l'union et la paix entre vos confraires. » (Arch. dép. série E. 4401, début du registre.)

Chaque année un service d'inspection et de visite assurait la police de la corporation et il en coûtait quarante sols à chaque praticien, du moins dans le ressort de la communauté des chirurgiens d'Angers, dont dépendaient les Ponts-de-Cé.

Il n'y a pas aux archives départementales d'actes antérieurs à 1750 et je n'ai pas non plus trouvé tous les brevets de ceux qui exercèrent aux Ponts-de-Cé, si l'on ajoute foi aux registres paroissiaux, depuis cette époque. Si l'on considère qu'un chirurgien venant exercer dans le ressort de la communauté d'Angers devait fournir des preuves de sa capacité et qu'il résultait de cette preuve un acte d'agrégation, doit-on considérer ces praticiens comme des passagers ou comme des empiriques ? Je n'ai pu résoudre la question.

RICHARD DE FRANCE, qualifié « Noble homme », reçu docteur en médecine le 26 mars 1551, marié en premières noces à Gatienne Gaschet (1579 [1]), et en secondes noces à Marie Pauvert. Il est dit exerçant à Saint-Aubin en 1565.

---

[1] Toutes les dates mises entre parenthèses, à défaut d'autres indications, indiquent l'année de l'acte des Registres de l'État-Civil ou paroissiaux où l'on rencontre le nom du personnage.

Georges FARION, maître chirurgien à Saint-Maurille (1589-
1600).

Joachim CHÉNEDÉ, « maistre barbier » (10 septembre 1566-
6 février 1572), puis désigné comme chirurgien (1601) à
Saint-Aubin.

Joachim CATHIN, cité dans les mêmes actes que le précédent ; le 22 octobre 1573, on le dit « maistre barbier de M. le
Gouverneur d'Anjou ».

Julien BOYSINEULX, docteur en médecine à Saint-Aubin
(1502).

François PEU, dit SONNERI, chirurgien à Saint-Maurille
(1601), mort aux environs de 1649.

Il avait deux fils, Léonard et Philippe, qui devint aussi
chirurgien et dut sans doute lui succéder.

Sa fille, Suzanne, épousa, le 1er février 1649, Mathurin
Lhermitte, chirurgien à Angers.

Jacques ROGER, chirurgien à Saint-Maurille (1632-1636).

Durant l'épidémie qui sévit à Angers en 1626, il fut
appelé par le Conseil de Ville, comme « étant très expéri-
menté aux malades de contagion », pour remplacer le sieur
Renou, maître chirurgien, qui était autorisé à quitter son
service pour « vaquer à ses affaires domestiques ». Son zèle
envers les malades et les services qu'il rendit en cette occasion à la ville d'Angers lui valurent une attestation (12 février 1627). (Cf. Archives municipales de la ville d'Angers.
Registres de conclusions. Série BB.-69, folios 90-91 et 128.)

René ANGOULANT, maître chirurgien à Saint-Maurille,
mort aux environs de 1653.

Philippe PEU, chirurgien à Saint-Maurille, fils de François Peu, cité plus haut (12 octobre 1646-1649).

René MARC, dit LA GARDE, chirurgien à Saint-Aubin
(1607). Il ne tarda pas à quitter cette paroisse, car en 1625
on le dit demeurant au faubourg de Bressigny. Il s'offrit

alors au Maire d'Angers pour visiter et médicamenter les malades de contagion », jusqu'à l'organisation d'un hôpital d'isolement.

Il mourut de contagion en avril (?) 1626, sa veuve, Jacquine Esnault, « restée grosse et chargée de six enfants », reçut à cette occasion, de la Municipalité, deux cents livres, et, « en oultre, lorsque le fils aîné du dit Marc aura fait son apprentissage et qu'il sera en aage d'être reçeu pour chirurgien, ou qu'une des filles du dit deffunct La Garde sera mariée avec un chirurgien ayant fait son apprentissage et l'aage que dessus, les dicts maistres seront priés, au nom de nostre corps (de ville), de les recepvoir gratuitement ». (Cf. Arch. Mun. d'Angers, BB.-68, folios 101-130-135.)

Mathurin DROUËT, maître chirurgien à Saint-Aubin (1612).

René DELAPLACE, maître chirurgien à Saint-Aubin (1630). Il épousa le 18 juillet 1621 Renée Bain, fille d'un architecte qui travailla à l'église Saint-Aubin.

André CHOISNET, maître chirurgien à Saint-Aubin (1628-1630-1633-1635).

René RICHARD, maître chirurgien à Saint-Maurille, mort le 20 mai 1653.

Pierre GEORGET, maître chirurgien (1652-1675-1639).

Jean PETIT, maître chirurgien à Saint-Maurille (1656).

Jean ANGOULANT, chirurgien à Saint-Maurille. Il fit son apprentissage chez René Loyseau, maître chirurgien à Angers [1]. Il mourut le 23 juin 1676, âgé de 37 ans et fut inhumé dans l'église Saint-Maurille, près l'Autel de Sainte-Barbe.

Mathurin SAULNIER, chirurgien à Saint-Aubin (1668).

---

[1] « A présent demeurant en la ville d'Angers, en la maison d'hon. « homme René Loyseau, maître chirurgien, afin d'apprendre la ditte « vocation ». (Registre de Saint-Maurille, 19 septembre 1654.)

Guillaume BLANCHET, maître chirurgien à Saint-Aubin (1668), mort avant 1700.

Girard MEYRAC, maître chirurgien à Saint-Aubin, mari d'Anne Pierquin (1673) mort le 17 avril 1687, âgé de 40 ans.

René CHENEDÉ, chirurgien à Saint-Aubin (1676).

Jacques ESNAULT, maître chirurgien à Saint-Aubin (1677).

Jean MASSONNEAU, maître chirurgien à Saint-Maurille (1685), mari de Françoise Berge, fille du notaire de ce nom.

Lezin JOUBERT, inhumé le 9 juillet 1695, âgé de 32 ans, à Saint-Aubin.

Nicolas DOUILLÉ, à Saint-Aubin (1688).

Jean PETIT, chirurgien à Saint-Aubin (1690-1717).

Jean FOURNIER, chirurgien à Saint-Aubin (1696).

Jacques PETIT, chirurgien à Saint-Maurille, mort le 19 avril 1689 et inhumé dans l'église « à costé de l'autel Sainte-Barbe. »

Jean GODIER, maître chirurgien à Saint-Maurille, mort le 14 septembre 1711.

Pierre DOUILLÉ, chirurgien à Saint-Maurille (1716). Il se noya dans la Loire dans le courant de mai 1724[1].

Jean PINEAU, chirurgien à Saint-Aubin (1710).

Jacques GUIGNEUX, chirurgien à Saint-Maurille (1733-1753).

René TORCHON, maître chirurgien à Saint-Maurille, signalé établi en 1737 bien qu'il ne fut reçu maître que le 17 août 1757 (Cf.; Arch. dép. E. 4402, folio 50), mort le 21 juin 1781 âgé de 74 ans.

Jean PINSON, maître chirurgien à Saint-Aubin (1737), mort le 18 octobre 1746, âgé de 67 ans.

Son fils Jean Pinson, était aussi chirurgien (E. Spall).

---

[1] « Décédé la semaine dernière ayant péri dans la Rivière de Loire. » Reg. de Saint-Maurille.

Jean GUERIF, chirurgien à Saint-Aubin, mort le 20 janvier 1749, âgé de 42 ans.

François LAMBERT, maître chirurgien à Saint-Aubin. Il fut reçu par la Communauté des chirurgiens d'Angers le 3o mars 1752. Il s'établit sans doute dès cette époque aux Ponts-de-Cé où on le signale seulement en 1755 (E. 4402)[1].

[1] Voici à titre documentaire le procès-verbal de la réception de François Lambert :

En l'assemblée des maistres chirurgiens de la ville d'Angers faite en leur chambre commune et de juridiction par l'ordre de Charles Galpin, lieutenant du premier chirurgien du Roy, dument convoquée par billets en la manière accoutumée par François Lejau leur procureur à la requête de François Lambert, aspirant à la maîtrise pour les Ponts-de-Cé dependant de notre ressort où assistaient Messire René-Louis Verrye, docteur régent à la faculté de Médecine de l'Université de cette ville, conseiller du Roy et médecin Royal, le dit Charles Galpin, Louis Nepveu, Jacques Goubault, Louis Moullieras, Pierre Jouannet, Charles Rataud-Duplais, François Lejeau, François Bretaud, Jean Baugé, Jean-Baptiste Mirault, Gilles Chevreul, Alexandre Lachèze et autres soussignés. Après que le dit François Lambert avait été interrogé par Charles Galpin, Pierre Jouannet, Charles Rataud-Duplais, François Bestault, Louis Nepveu, Jacques Goubault, en charge sur plusieurs faits de chirurgie, l'ont tous jugé capable d'exercer l'art de la chirurgie aux dits Ponts-de-Cé dépendant de notre ressort et autres lieux circonvoisins, et lui ont donné pouvoir de tenir boutique ouverte, d'y pendre bassin, et d'exposer toute autre marque de chirurgie, excepté la ville et banlieue d'Angers, et aux conditions néanmoins de ne faire aulcuns apprentis ni élèves en chirurgie, à peine de cent cinquante livres d'amendes et de deux cents livres de domages et intérêts, ainsi qu'il est parlé dans les statuts dument en forme, article trente-cinq, en outre ne fera aucunes grandes opérations de chirurgie pour y appeler quelques-uns des maistres chirurgiens de cette ville, ou autres maistres de grand chef d'œuvre, souffrira les visites ordonnées par chacun an et paiera quarante sols par visite et après lui avoir lu l'acte de la reception à ce qu'il n'en ignore et lui avoir fait prêter serment en tel cas requis et nécessaire en foy de quoy il a signé le présent acte à Angers le trente may mil sept cent cinquante et deux. Quatre mots rayés nuls (suivent les signatures suivantes dans l'ordre) : Verrye, François Lambert, Galpin, Lenepveu, Goubault, Lejau, Moullieras, P. Jouannet, Baugé, Alexandre Lachèze, J.-B.-C. Mirault, Bretaud, G.-C. Beudait (Arch. dép., série E. 4402, folio 2-3 et 4.)

Claude BRUNET, chirurgien à Saint-Aubin (1762). Reçu à la maîtrise le 10 septembre 1756 (E. 4402, folio 38).

Henri-Marc RATAUD-DUPLAIS, docteur-médecin à Saint-Aubin, mort le 22 juin 1775. Il était fils de Charles-René Rataud-Duplais, chirurgien à Angers, un des principaux de la Communauté d'Angers, et de Rose Brehin.

La famille Rataud-Duplais est originaire du Berry. Elle s'établit en Anjou au début du xviiie siècle et a compté plusieurs praticiens renommés à leur époque. (Cf., C. Port. *Dict. hist. de M.-et-L.* art. Rataud-Duplais.)

Pierre-Clément TREBOY, chirurgien, à Saint-Maurille (1775).

Jean GUÉRIN, chirurgien, à Saint-Aubin, mort le 20 janvier 1755, âgé de 42 ans.

Joseph-André NIVELLEAU, fils d'un notaire de Montfaucon. Il se maria le 4 juillet 1786 avec Marie Quelin, fille de Pierre Quelin.

Il se présenta une première fois à la maîtrise, le 5 juin 1787 (E. 4403, folio 187) et fut remis à trois mois et enfin reçu le 13 mars 1788 (E. 4403, folio 191).

Pierre TORCHON, fils de René Torchon, mentionné plus haut, chirurgien, à Saint-Maurille, reçu le 14 janvier 1754 (E. 4402, folio 88).

Pierre-Sallien DU BOURGNEUF, chirurgien du Roi (Acte de baptême de sa fille, 1er mai 1727). Je le considère comme un passager.

Nicolas FOUQUET, maître en chirurgie à Saint-Maurille, 1779 (?) circa. (Censif du Fief de Saint-Aubin des Ponts-de-Cé dépendant de l'abbaye de Saint-Aubin d'Angers. — Arch. dep., série H.-39. Il y est porté comme locataire « d'un corps de logis sur la ditte grande rue de Saint-Aubin des Ponts-de-Cez, composé de deux boutiques, deux chambres, etc. »)

Charles-Félix Toché, chirurgien à Saint-Maurille, reçu le 4 août 1766. (E. 4402, folio 97. — Le procès-verbal de réception est absolument semblable à celui de F. Lambert.)

Lors de l'organisation des municipalités, il fut élu *membre* de la Municipalité de la paroisse Saint-Maurille [1].

Il prit une part active à l'élaboration du cahier de doléances de la paroisse et en compagnie d'un nommé Pierre-Aubin Compain, également chirurgien [2], il la représenta à l'Assemblée du Tiers-État des cinq sénéchaussées d'Anjou qui se réunit du 19 au 21 mars 1789 et élut les députés aux États généraux.

Il devint plus tard syndic ou maire de cette paroisse et semble avoir conservé ces fonctions jusqu'en 1792. En tout cas il ne l'était plus lors de la prise de Saint-Maurille par les Vendéens.

Le 2 octobre 1790 il écrit comme maire de Saint-Maurille à la municipalité d'Angers pour la prier de bien vouloir laisser ses envoyés acheter du pain à Angers pour le faire conduire aux Ponts-de-Cé, ce qui lui fut refusé (Arch. m^{es}, série D. II, page 154).

En 1792, il fait partie du jury d'accusation du Tribunal criminel d'Angers (tirage du 18 février 1792). C'est la dernière trace que j'en ai rencontré.

Son fils, né aux Ponts-de-Cé, le 9 avril 1776, élevé par le Dr Mirault, fut le répétiteur de Chevreul à l'École de Médecine d'Angers, et parfois son suppléant. Il succéda en 1822 au premier chirurgien de Saumur, Couleon, et mourut en 1837 (Cf. C. Port, *Dict. hist. de M.-et.-L.* Art. Toché.)

Un autre Toché fut reçu chirurgien pour Juvardeil, le 29 juillet 1754 (E. 4402, folio 16).

---

[1] Une pièce du 21 septembre 1788 (Arch. dép. C. 190) contenant les réponses de la paroisse aux questions de la Com. Intermédiaire le met au nombre de ceux qui participèrent à l'élaboration de ces reponses.

[2] Seul endroit où j'ai trouvé ce nom. Était-il établi à Saint-Maurille et depuis quand ? Je l'ignore, je n'ai pas retrouvé non plus son brevet dans les conclusions de la Confrairie des chirurgiens d'Angers.

A-t-il quelque parenté avec celui qui nous intéresse ? Je l'ignore.

Baguènier-Desormaux (Julien-Charles), né à Brée, province du Maine, était seulement garçon chirurgien lors de son mariage, le 4 juillet 1780, avec Marie Archambault. Le 15 septembre suivant il fut reçu pour la maîtrise (E. 4403, folio 131).

Il signe comme maire des Ponts-de-Cé (Saint-Aubin) le 24 octobre et le 4 décembre 1792.

Son frère, Jean-Baptiste-Étienne, épousa le 19 janvier 1791, aux Ponts-de-Cé, Marie de Fontenay. Il avait été reçu le 11 novembre 1790 (E. 4404, folio 9).

2° Marchands-Maîtres-Apothicaires-Épiciers [1]

Les statuts des maîtres-apothicaires-épiciers d'Angers datent de 1619, époque à laquelle ils reçurent une première approbation par lettres patentes en forme de chartre et scellées de cire verte, mais l'enregistrement définitif n'eut lieu au Greffe de la police royale d'Angers qu'en 1767 (Cf., Archives municipales d'Angers. Série FF.-5).

Il y a lieu de croire, à défaut de documents précis, que la confrairie d'Angers exerçait sa juridiction sur les Ponts-de-Cé et que les mêmes statuts en régissaient les apothicaires.

Pour être reçu maître, au terme de ces statuts, il fallait « entendre la langue latine » et faire trois ans d'apprentissage chez un maître de ville, et au cas où l'apprentissage aurait été fait ailleurs, être tenu à quatre nouvelles années de stage. Cet apprentissage terminé, l'apprenti passait deux

---

[1] A côté des maîtres apothicaires « espissiers » existait la corporation des maîtres épiciers, ciriers, chandelliers soumise elle aussi à une maîtrise et à des statuts. Les droguistes forment aussi une corporation à part. Tous rentrent dans la catégorie « arts et métiers. »

examens, à deux jours différents, devant les maîtres jurés
de la corporation, assistés de deux docteurs en médecine,
députés de leur faculté. S'il y satisfaisait, quinze jours plus
tard il était tenu de composer un chef-d'œuvre de quatre
compositions imposées. Son chef-d'œuvre reçu, il prêtait
serment, et devait — dernière formalité — avant sa présen-
tation par le jury au juge prévôtaire de la ville « remettre
un marc d'argent au procureur de la communauté pour sub-
venir aux affaires de la ditte communauté. »

Les maîtres apothicaires jurés étaient chargés de visiter
deux fois l'an les boutiques des apothicaires [1], assistés de
deux docteurs en médecine. « Aucune thériaque, mitridat,
confection d'alchermes, hiacinthes et autres semblables compositions » ne pouvaient être vendues sans le visa des jurés.

[1] Procès-verbal de visite de boutiques d'apothicaires.

Aujourd'hui, vingt-unième jour d'aoust 1738, environ les dix heures
du matin.

Ont comparu par devant nous Charles-André Cuvieux, seigneur de
Sousan, conseiller du Roy en la sénéchaussée et siège du Présidial
d'Angers, lieutenant-général de Police en fonctions, conservateur des
privilèges royaux de l'Université d'Angers, Messires René Burolleau
et Charles Naudin des Brosses, docteurs regents de la Faculté de Médecine de l'Université de médecine de cette ville, et les sieurs François Ber-
ger, René Ragot, Léonard Chevallier, François Nau, gardes de la communauté des marchands maitres apothicaires de cette ville lesquels nous
ont dit et déclaré, jurré et affirmé avoir fait leur visite en les maisons
et boutiques des marchands maistres appothicaires de cette ville et qu'ils
ont trouvé les remèdes, médicaments, et autres choses servant pour la
santé du corps humain de bonne qualité et conforme aux statuts et
règlements de la communauté, de laquelle déclaration et visitte ils
nous ont dit le présent acte, que leur avons décerné, pour servir et
valoir ce que de raison le jour et an que dessus.

(Suivent les signatures.)

(Archives Municipales d'Angers. série HH.-11, folio 4.)

On a des procès-verbaux identiques du 23 août 1742-19 septembre
1743-26 août 1744-9 septembre 1749-2 septembre 1750-30 août 1751-
1er septembre 1752-6 septembre 1753-5 septembre 1754-2 août 1756-
22 août 1757, etc.

Enfin s'il était interdit à un serviteur d'apothicaire de s'établir sans diplôme, les apothicaires « des champs du ressort d'Anjou ne pouvaient lever boutique qu'au préalable ils n'ayent obéi à l'arrest donné de nos seigneurs de la cour, au profit des docteurs régents en la faculté de médecine, en l'université de Paris sans espérer aucun droit de prérogatives touchant la maîtrise de la ditte ville. »

De même un apothicaire, dûment diplômé d'une autre ville du royaume, ne pouvait exercer à Angers sans subir à nouveau les examens et faire le chef-d'œuvre. C'est en somme le règlement qui fut en vigueur jusqu'à ces dernières années pour les pharmaciens de seconde classe qui étaient reçus au titre d'un département[1].

[1] Procès-verbal de réception du sieur Goupil fils, marchand-apothicaire-épicier.

Aujourd'hui, 4 janvier mil sept cent quatre-vingt.

Par devant nous Jean-François Allard, écuyer, conseiller du Roy, lieutenant-général de police d'Angers, en présence des gens du Roy, ayant avec nous maître Pierre-Étienne Lefebvre, notre commis greffier ordinaire, ont comparu les personnes des sieurs Gabriel-Étienne-Jean-Baptiste Goupil, aspirant a estre reçu marchand maistre apothicaire espicier de cette ville et faux bourgs, comme fils du sieur Gabriel-Urbain Goupil, marchand maistre apothicaire espicier en la ville et faux bourgs, a nous présenté par Messieurs Guérin, Pautin, et Poussebrau du Coudray, docteurs regents de la Faculté de Médecine de l'Université de cette ville et par les sieurs Constard père, Guittet Ollivier, Coustard fils, gardes jurés de la C^{uté} des M^{ds} M^{tres} Apothicaires épiciers de cette ville tous lesquels nous ont certifié que le dit sieur Gabriel-Étienne-Jean-Baptiste Goupil a fait son apprentissage chez le sieur Gouppil son père, qu'ils l'ont tous examiné et interrogé et l'ont trouvé capable d'être reçu et en conséquence ils l'ont reçu marchand maistre apothicaire espicier en cette ville et faux bourgs, au moyen de ce qu'il est de la religion catholique aspotolique et romaine, et de ce qu'il a satisfait aux règlements et statuts de la ditte communauté; au moyen de quoy ils nous ont supplié de lui faire prêter le serment accoutumé.

Sur quoy fesant droit nous avons reçu et recevons le serment du dit sieur Gabriel-Étienne-Jean-Baptiste Goupil, en la qualité de marchand maître apothicaire épicier de cette ville, en conséquence, lui avons permis d'ouvrir et tenir boutique, et exercer son art, tout ainsi que les autres marchands maîtres apothicaires épiciers, avec défense que nous

Au cours des Registres on trouve, sans qu'il soit possible d'ajouter, à ma connaissance du moins, une ligne, soit sur leur vie, soit l'importance et l'emplacement de leurs officines, détails qu'il eut été intéressants de connaître, les noms de :

Gilles PERIER, Saint-Aubin (1609).

René GAULTIER, Saint-Aubin (1602).

Noel CHENEDÉ, dans « l'Isle », inhumé dans l'église Saint-Aubin, le 10 juin 1631.

François GOUIN, Saint-Maurille (1627). Son père était notaire royal.

Jacques PIRONNEAU, Saint-Aubin (1628-1629).

Guy GAULTIER, Saint-Aubin (1631).

René GUÉRIN (1632-1634-1635), « maistre apothicaire » à Saint-Maurille, sieur de Princé (6 mai 1693. — Sa famille possédait, en cet endroit, un logis voisinant les possessions de l'abbaye de Fontevrault). En 1635, on le dit « en la présente année procureur de Messieurs les Marchands de la Généralité d'Orléans [1]. »

Joachim CHENEDÉ (1632).

Joachim CHENEDÉ le jeune, fils du précédent, mort le 24 octobre 1632, inhumé dans l'église Saint-Aubin.

fesons à toutes personnes de le troubler sous les peines de droit, à la charge par lui de fidèlement se comporter dans l'exercice de son art, d'exécuter des Statuts et règlements de la ditte communauté, ce qu'il a promis faire. Dont l'avons jugé et ce qu'il s'oblige aux rentes, charges, et devoirs de la dite communauté pour sa part et portion. Ce qui sera exécuté immédiatement.

(Suivent les signatures.)

(Archives Municipales d'Angers, série FF.-22.)

[1] Le 16 avril 1698, on voit la Municipalité d'Angers faire procéder à l'élection de deux de ces personnages comme « sindics et délégués des marchands fréquentant la Rivierre de Loire ». Arch. mun. d'Angers, BB. 101, folio 65.

Denis du Tour, mari de Françoise Peu, fille du chirurgien (31 décembre 1645).

Michel Desmazières, Saint-Maurille (1656).

Germain Gigault, sieur des Grois, Saint-Aubin (1661).

Louis Duvau, Saint-Aubin (1668), mort le 4 décembre 1707, âgé de 67 ans.

Venant Gaultier, Saint-Maurille (1673).

Pierre Angouland, Saint-Maurille (1676-1678), parent du chirurgien de ce nom.

Fleury Trebois, Saint-Maurille (1670), parent du chirurgien de ce nom.

Jean Guérin, sieur de la Fresnaie « marchand maître apothicaire », Saint-Maurille (1680).

François Guérin, Saint-Maurille (1705).

François Duvau, Saint-Aubin (1711), mari de Renée Guérin, mort le 7 janvier 1742, âgé de 66 ans.

Jean-Baptiste Dentry, mort le 24 mars 1777, âgé de 57 ans, Saint-Aubin [1].

Faut-il voir, par l'arrêt de la liste, la suppression des apothicaires aux Ponts-de-Cé quelques années avant la Révolution ? toujours est-il qu'il semble que le premier pharmacien qui vint s'y rétablir, muni alors des titres et diplômes que les nouvelles lois de germinal an XI (11 avril 1803) exigeaient, fut M. Boismartel qui, le 18 juin 1858, eut pour successeur M. Henri Vielle, mon grand-père.

Sources consultées :

1º *Archives communales des Ponts-de-Cé avant 1789.* (Fond état-civil, série GG.)

---

[1] Aux Archives municipales d'Angers sont conservées, dans la série HH, les procès-verbaux de réceptions de maîtrises d'arts et métiers. On y trouve très peu de réceptions de pharmaciens et pas une seule concernant les Ponts-de-Cé, bien qu'il y en eut pour d'autres corps de métiers.

Ce sont les registres paroissiaux des baptêmes, mariages et sépultures, tenus par les curés des paroisses Saint-Maurille, Saint-Aubin et Sorges[1], dont la réunion en 1792 forma la commune actuelle des Ponts-de-Cé.

2° *Archives municipales de la ville d'Angers avant 1789.* (Série BB. Conclusions du Conseil de Ville. Série FF. Greffe de la Police royale. Série HH. Procès-verbaux de réceptions de maîtrise des corporations d'arts et métiers.)

3° *Archives départementales de Maine-et-Loire*, série E, 4401-4402-4403-4404. Statuts et conclusions de la communauté des chirurgiens d'Angers.

4° *E. Spall. Notes manuscrites.* — M. Spall, ancien inspecteur d'Académie, décédé en 1895 aux Ponts-de-Cé, a laissé à M. le docteur Cordon, qui me les a communiquées, de curieuses notes dues à une patiente recherche.

5° *C. Port. Dict. historique de Maine-et-Loire.* — Seuls les articles Rataud-Duplais, Baguenier-Desormaux et quelques rares autres traitent de personnages de ces listes.

[1] Il est à remarquer que, dans toutes les listes qui précèdent, le bourg de Sorges n'est jamais cité. En effet, je n'ai, dans aucun document, trouvé un nom se rapportant à cette localité. D'ailleurs, elle est peu importante (92 feux en 1789).